BEI GRIN MACHT SICH IHR WISSEN BEZAHLT

- Wir veröffentlichen Ihre Hausarbeit, Bachelor- und Masterarbeit

- Ihr eigenes eBook und Buch - weltweit in allen wichtigen Shops

- Verdienen Sie an jedem Verkauf

Jetzt bei www.GRIN.com hochladen und kostenlos publizieren

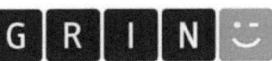

Stefan Wiedemann

Einsparungen von Gesundheitskosten durch „Managed Care" in der Schweiz

GRIN Verlag

Bibliografische Information der Deutschen Nationalbibliothek:

Die Deutsche Bibliothek verzeichnet diese Publikation in der Deutschen Nationalbibliografie; detaillierte bibliografische Daten sind im Internet über http://dnb.d-nb.de/ abrufbar.

Dieses Werk sowie alle darin enthaltenen einzelnen Beiträge und Abbildungen sind urheberrechtlich geschützt. Jede Verwertung, die nicht ausdrücklich vom Urheberrechtsschutz zugelassen ist, bedarf der vorherigen Zustimmung des Verlages. Das gilt insbesondere für Vervielfältigungen, Bearbeitungen, Übersetzungen, Mikroverfilmungen, Auswertungen durch Datenbanken und für die Einspeicherung und Verarbeitung in elektronische Systeme. Alle Rechte, auch die des auszugsweisen Nachdrucks, der fotomechanischen Wiedergabe (einschließlich Mikrokopie) sowie der Auswertung durch Datenbanken oder ähnliche Einrichtungen, vorbehalten.

Impressum:

Copyright © 2012 GRIN Verlag GmbH
Druck und Bindung: Books on Demand GmbH, Norderstedt Germany
ISBN: 978-3-656-43593-8

Dieses Buch bei GRIN:

http://www.grin.com/de/e-book/214526/einsparungen-von-gesundheitskosten-durch-managed-care-in-der-schweiz

GRIN - Your knowledge has value

Der GRIN Verlag publiziert seit 1998 wissenschaftliche Arbeiten von Studenten, Hochschullehrern und anderen Akademikern als eBook und gedrucktes Buch. Die Verlagswebsite www.grin.com ist die ideale Plattform zur Veröffentlichung von Hausarbeiten, Abschlussarbeiten, wissenschaftlichen Aufsätzen, Dissertationen und Fachbüchern.

Besuchen Sie uns im Internet:

http://www.grin.com/

http://www.facebook.com/grincom

http://www.twitter.com/grin_com

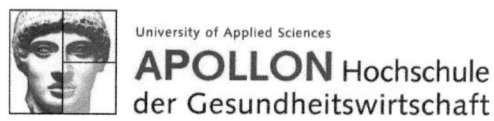

Hausarbeit
Modul „**Public Health**"

Einsparungen von Gesundheitskosten durch „Managed Care" in der Schweiz

eingereicht im Rahmen des Studienganges	Bachelor of Arts (BA) im Fachbereich Gesundheitsökonomie
vorgelegt von	Wiedemann Stefan
Datum des Einreichens	31. Dezember 2012

Inhaltsverzeichnis

	Seite
A. Abbildungs- und Tabellenverzeichnis	I
B. Verzeichnis der Abkürzungen	II
1. Summary	1-2
2. Definition Managed Care	2-3
3. Managed Care Modelle	4-8
3.1 Hausarztmodelle (HAM)	
3.1.1 Definition	4-5
3.1.2 Synthese und Fazit	6
3.2 Health Maintenance Organization (HMO)	
3.2.1 Definition	6-7
3.2.2 Synthese und Fazit	7-8
4. Schweizerische Lösung der Managed Care Modelle ..	8-9
4.1 Die Perspektiven des schweizerischen Managed Care	9-10
5. Finanzierung Managed Care Modelle	10
6. Empirische Befunde der Forschungsfrage	11-19
6.1 Einsparungen durch Managed Care	11-12
6.1.2 Bisherige Wertung der Einsparungen.............................	12
6.2 Kostenvergleichsstudie OKP und Ärztenetzwerke	13-14
6.2.1 Methodik	14-16
6.2.2 Resultate	16-18
6.2.3 Fazit	18-19
7. Die zwei Hauptargumente für Managed Care	19-20
7.1 Mit Managed Care Gesundheitskosten sparen	19
7.2 Verbesserung der Qualität durch Managed Care	20
8. Schlussfolgerungen	21
C. Quellen- und Literaturverzeichnis	22-23

A. Abbildungs- und Tabellenverzeichnis I

Abbildung 1: Ärztenetzwerke Schweiz, aus Forum Managed Care, 2009, www.fmc.ch

Abbildung 2: Einsparungen in den ausgesuchten Ärztenetzwerken, Zusammenstellung aus Studie Trottmann D., Beck K., Kunze U., Steigern Schweizer Ärztenetzwerke die Effizienz im Gesundheitswesen?, Säez.2012;93(4):125-7.

Abbildung 3: Durchschnittskosten der Ein- und Austretenden sowie Bestände, Zusammenstellung aus Studie Trottmann D., Beck K., Kunze U., Steigern Schweizer Ärztenetzwerke die Effizienz im Gesundheitswesen?, Säez.2012;93(4):125-7.

Tabelle 1: Kosteneinsparungen durch Managed Care Modelle Schweiz, Zusammenstellung Santésuisse, Studienresultate bez. Netzwerken, 2004.

Tabelle 2: Risikomerkmale BAG-/Zwilling-/CART-Methode, Zusammenstellung aus Studie Trottmann D., Beck K., Kunze U., Steigern Schweizer Ärztenetzwerke die Effizienz im Gesundheitswesen?, Säez.2012;93(4):125-7.

Tabelle 3: Einsparungen der Kosten in der OKP, Zusammenstellung aus Studie Trottmann D., Beck K., Kunze U., Steigern Schweizer Ärztenetzwerke die Effizienz im Gesundheitswesen?, Säez.2012;93(4):125-7.

Tabelle 4: Kosteneinsparungen in den sechs Netzwerken, Zusammenstellung aus Studie Trottmann D., Beck K., Kunze U., Steigern Schweizer Ärztenetzwerke die Effizienz im Gesundheitswesen?, Säez.2012;93(4):125-7.

B. Verzeichnis der Abkürzungen

BAG	Bundesamt für Gesundheit
bzw.	beziehungsweise
CART	Classification and Regression Trees (Algorithmus zur Entscheidungsfindung)
d.h.	das heisst
DMP	Disease Management Programm (Behandlungsprogramm für chronisch kranke Menschen)
HAM	Hausarztmodell
HMO	Health Maintenance Organisation (Gesundheitserhaltungsorganisation)
IGAK	Interessensgemeinschaft alternativer Formen der Krankenversicherungsgesellschaft
IPA	Independent Practice Association (Vereinigung unabhängiger Ärzte)
KVG	Krankenversicherungsgesetz
MC	Managed Care
OKP	Obligatorische Krankenpflegeversicherung
PPO	Preferred Provider Organisation (Organisation Bevorzugter Leistungserbringer)
s. a.	siehe auch
SGGP	Schweizerische Gesellschaft für Gesundheitspolitik
u. a.	unter anderem

1. Summary

Die Entwicklung von MC-Modellen hat in der Schweiz mittlerweile eine über 30jährige Geschichte.[1] Die Schweizer Gesellschaft für Gesundheitspolitik (SGGP) wurde im Jahre 1976 gegründet. Die SGGP befasste sich erstmals im Rahmen einer Studiengruppe mit amerikanischen HMO. Die Gründungen dieser HMO's und Hausarztmodelle vor 1996 wurden als Modellversuche gestartet. Seit 1996 besteht der rechtliche Rahmen des Gesetzgebers mit dem neuen Krankenversicherungsgesetz (KVG) für MC-Modelle. Von besonderer Bedeutung sind die Artikel 41 und 62 KVG, welche den Versicherungen die Erlaubnis erteilten, Versicherungsprodukte mit eingeschränkter Leistungserbringerwahl anzubieten, sowie der Artikel 43 KVG, der die Möglichkeit zur Abkehr von der Einzelleistungshonorierung der „Capitation"[2] eröffnet.[3] Heute sind rund 1,3 Millionen Versicherte in 73 MC-Modellen versichert, ebenso mehr als die Hälfte aller Hausärzte.[4] Gesamtschweizerisch profitiert somit jeder sechste Versicherte von durchschnittlich 25% Prämienrabatt. Im Gegenzug gehen sie die Verpflichtung ein, sich im Krankheitsfall immer an einen ausgewählten Arzt zu wenden, innerhalb des HAM oder HMO.

Welche Kostenersparnisse sind zu erwarten? Diese liegen im Rahmen von 10 bis 40 Prozent, je nach MC-Modell. In den Studien wurden im wesentlichen die MC-Versicherten mit den Ausgaben für Versicherte ohne Netzwerk verglichen.[5] Die Kostenvergleichsstudie OKP versus ärztliche Versorgung im Budgetnetzwerk zeigt über 4 Jahre im Mittel eine Kosteneinsparung von 11.9 bis 13 Prozent.[6] Bei den ausgewiesenen Einsparungen wird der Effekt der Risikoselektion diskutiert. Das diese Einsparungen aber nur durch den Einschluss gesunder Patienten zustande kam, lässt sich nicht beweisen.[7]

MC ist 100% mit dem **Public-Health-Ansatz** kompatibel, und insbesondere mit der Erklärung von Alma-Ata (12.9.1978). „Diese formalisierte einerseits das Recht und die

---

[1] Steininger-Niederleitner M., Sohn S., Schöffski O. (2003). Managed Care in der Schweiz, Schriften zur Gesundheitsökonomie, Band 1, HERZ, Burgdorf.

[2] *Capitation=Kopfpauschale: Der Leistungserbringer bekommt keine Entschädigung für Einzelfälle sondern eine Pauschale für die ihm zugeteilten Versicherungsnehmer*

[3] Bundesgesetz über die Krankenversicherung.(2012).http://www.admin.ch/ch/d/sr/832_10/(17.12.2012).

[4] Berchtold P., Peler Ch. (2012). Ärztenetze in der Schweiz Schweiz 2012: Eindrückliches Wachstum. http://www.fmc.ch/fileadmin/Dateiliste/AErztenetze_Schweiz/AErztenetze_2012.CM_3-12.pdf (3.12.2012).

[5] Santésuisse. (2004). Studienresultate bezüglich Netzwerken, URL: http://www.santesuisse.ch/datasheets/files/200408121419490.pdf (29.11.2012).

[6] Trottmann D., Beck K., Kunze U. (2012). Steigern Schweizer Ärztenetzwerke die Effizienz im Gesundheitswesen? Schweiz Ärztezeitung, 93(4), S.125–7.

[7] Beck K., Kunze U., Trottmann M., Buholzer M. (2012). Einsparungen in Managed Care Modellen: eine Präzisierung unserer Forschungsresultate, Schweiz. Ärztezeitung, 93:23.

Pflicht jedes Einzelnen und des Kollektivs an der Entwicklung von Gesundheitspolitiken mitzuwirken, andererseits wurde darin verlangt, dass jeder Staat dem einzelnen Bürger, unabhängig von seinem ökonomischen Verhältnissen, eine gesundheitliche Grundversorgung, bestehend aus Gesundheitsförderung und -erziehung, Krankheitsprävention, Therapie und Rehabilitation, garantiert, und zwar zu Kosten, die der Gemeinschaft und der Staat in jedem Stadium ihrer Entwicklung im Sinne der Selbstverantwortung und Selbstbestimmung übernehmen können", was heute wichtiger ist den je. Die Hausarbeit stellt die Grundelemente von MC vor und geht im speziellen auf die zu erwartenden Kosteneinsparungen ein, die Aussagen dazu beruhen auf einer aktuellen Kostenvergleichsstudie[8], OKP versus Ärztenetzwerke, deren Untersuchungsmethoden sowie einer tabellarischen Zusammenfassung bisheriger Studien dazu.[9]

2. Definition Managed Care

MC – als Begriff – hat seinen Ursprung in den USA und hier in der speziellen Versicherungsstruktur dieses Landes. Bereits 1849 wurden erste Verträge zwischen Arbeitgebern und Ärzten geschlossen, die eine Leistungspflicht der Ärzte zu einem im Voraus festgelegten Betrag zum Gegenstand hatten.[10] Eine erste Beschleunigung der Entwicklung setzte dann in den Anfängen des 20. Jahrhunderts ein. Als Antwort auf die überproportional steigenden Gesundheitskosten und auf die intransparenten und fragmentierten Versorgungsstrukturen. Unter MC versteht man in der Schweiz synonymgleich integrierte Versorgung, integrierte Modelle oder Ärztenetzwerke. Was ist darunter zu verstehen? Der Begriff MC ist grundsätzlich sehr breit gefasst. Es geht primär um ein Versorgungskonzept: Von den Leistungserbringern werden die einzelnen Behandlungsschritte optimal aufeinander abgestimmt, sodass sich keine Doppelspurigkeiten, Zwischenfälle oder Lücken ergeben. Zweitens fokussiert es die Verbindlichkeit der Steuerung: die Zusammenarbeit regeln die Ärztenetzwerke mit den Versicherern in einem Vertrag. Was zeichnet die vertragsbasierten Modelle aus? Sie dienen der Grundversorgung und die beteiligten Ärzte steuern durch definierte Behandlungsprozesse die Versorgung ihrer Patienten. Der Patient wird „durch das Gesundheitssystem geleitet" und bekommt möglichst aus einer Hand alle notwendigen

---

[8] Trottmann D., Beck K., Kunze U. (2012). Steigern Schweizer Ärztenetzwerke die Effizienz im Gesundheitswesen? Schweiz Ärztezeitung, 93(4), S.125–7.
[9] Santésuisse. (2004). Studienresultate bezüglich Netzwerken, URL: http://www.santesuisse.ch/datasheets/files/200408121419490.pdf (29.11.2012).
[10] Friedmann E.S. (1996). Capitation, Integration, and Managed Care: Lessons from Early Experiments. JAMA; 275, S. 957-62.

Leistungen. Dazu kommt, dass die Ärztenetzwerke bedürfnis-, qualitäts- und kostenorientiert arbeiten. Durch Verträge sind sie mit den Krankenversicherern verbunden. Rechtlich wird zwischen den Mitgliedern der Netzwerke und den Versicherern eine Budgetmitverantwortung vereinbart (Anmerkung: Dies gilt längst nicht für alle Netzwerke). Dabei wird die finanzielle Verantwortung aufgeteilt. Die hohen Risiken, z.B. unerwartete Hochkostenfälle, werden selbstverständlich vom Krankenversicherer getragen. In der Schweiz hat sich eine integrierte Versorgung bereits bewährt und ist in der Grundversicherung das Gebot der Stunde. Zusehends ist in den letzten Jahren die medizinische Versorgung komplexer geworden. Das Angebot an diagnostischen Möglichkeiten und Therapieverfahren hat sich durch den medizinischen Fortschritt enorm ausgeweitet. Neue Verfahren sind aber meist teuer und lassen die Kosten des Gesundheitswesens ansteigen. Es wird für den einzelnen Arzt und noch mehr für Patienten immer schwieriger, die individuell optimalen Verfahren zu finden. Durch Netzwerkbildung, standardisierte Prozesse, regelmässige Fort- und Weiterbildungen gelingt es den Netzwerkärzten ihren Patienten den für sie besten Weg zu finden.

Individuelle Konsultationen bei verschiedenen Ärzten, die voneinander nichts wissen, sind aber nicht nur teuer, sondern auch gesundheitsgefährdend. Die Ausbreitung integrierter Versorgungsmodelle hat sich seit 2004 rund verdreifacht.[11] Zudem hat sich die Verbindlichkeit der Netzwerke in dieser Zeit erhöht. Die geografische Verteilung solcher Organisationen ist dagegen recht unterschiedlich: Während sie in der Deutschschweiz fast flächendeckend durchgesetzt hat, gibt es in der restlichen Schweiz erst wenige. Den Ärztenetzwerken sind heute rund die Hälfte der Grundversorger und über 400 Spezialärzte angeschlossen. Rund 70 Ärztenetzwerke sind in der Schweiz aktiv – in vielen Kantonen schon flächendeckend (s. a. Abb. 1)

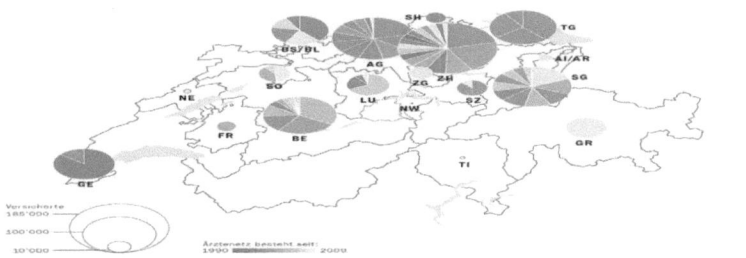

Abbildung 1

---

[1] Berchtold P, Peier K, Peier C. (2010). Ärztenetze in der Schweiz – auf dem Sprung zu Integrierter Versorgung. Schweiz. Ärztezeitung, 91, S.1222–5.

3. Managed Care Modelle

In der Schweiz existieren zwei unterschiedliche Organisationsformen. Es sind dies die HAM (Hausarztmodelle) und HMO (Health Maintenance Organisation).

3.1 (HAM) Hausarztmodelle

3.1.1 Definition

Als HAM wird ein ärztliches Betreuungsmodell bezeichnet, in welchem erstens der Hausarzt die Grundversorgung sicherstellt, zweitens als „Gatekeeper"[12] den Patienten zum Facharzt bzw. in das Spital weist und drittens als Fallmanager das Leistungsgeschehen steuert.[13] Das HAM ist nicht eine exakt umschriebene Entität, eher eine ausgesprochen heterogene Modellgruppe mit einer hoher Variationsbreite. Dies trifft insbesondere auf die Netzverbindlichkeit für die Ärzte zu, die sich in einem HAM zusammenschliessen. Am liberalen Ende der Skala handelt es sich um lose Ärztevereinigungen, die sich gegenüber dem Versicherer zu einem „Gatekeeping" verpflichten. Offen ist die Frage wie weit solche Vereinigungen als Modelle des MC gelten können. Es gibt auf der anderen Skalenseite eine Vielzahl von gut organisiert geführten Modellen mit ärztlicher Budgetverantwortung und zahlreichen Obligatorien wie z.B. regelmässige Teilnahme in einem strukturierten Qualitätszirkel, Offenlegung der Leistungsstatistiken, gemeinsame Guideline-Entwicklung etc. Diese Tendenz zeigt sich nicht nur in der Schweiz, dass die Grenzen zwischen HAM und HMO zunehmend verwischen. Unter diesem Aspekt ist das HMO-Modell lediglich ein gut organisierter Sonderfall des HAM und zeichnet sich aus durch ein besonders hohes Potenzial zur Steuerung von Kosten und Qualität.

Diese fast unüberschaubare Uneinheitlichkeit spiegelt sich auch in der Vielfalt der Studien, die aus den gleichen Gründen häufig nicht miteinander vergleichbar sind. So behandeln die meisten Studien einen Spezialfall innerhalb der weiten Skala. Es findet sich keine Studie, die das HAM deskriptiv, qualifizierend und in den Implikationen auf Kostenersparnisse analytisch behandelt. Grund ist die zunehmende Verbreitung solcher Modelle unterschiedlichster Provenienz und wegen der damit verbundenen politischen Implikationen arbeiten die zuständigen Instanzen praktisch aller europäischer Länder an konkreten Definitionen. Unter welchen Voraussetzungen ist ein HAM ein HAM? In der Schweiz nimmt dies insbesondere der HAM-Dachverband med-swiss.net vor.

---

[12] *Gatekeeper=Türhüter; Hausarzt ist primärer Ansprechpartner für den Patienten*

[13] Berchtold P., Michel-Alder E., (2003). Die Umarmung des Hippokrates, Systemintegration im Gesundheitswesen. EMH, Schweizerischer Ärzteverlag AG, 28830.

Unerlässlich ist diese Definition schon deshalb, weil teilweise je nach Ausgestaltung und Zweckmässigkeit des Modells differenzierte Versicherungsleistungen, reduzierte Versicherungsprämien oder gar Erhalt oder Nichterhalt eines ärztlichen Versicherungsvertrags diskutiert werden.

Die Gemeinsamkeiten von HAM ist das „Gatekeeping". Es kann jedoch keine Aussage aus den HAM- Studien über das Pro und Contra dieses zentralen Prinzips gemacht werden. Die Modelle in den übrigen Elementen und Charakteristiken unterscheiden sich stark. Dazu können gehören:

- Budgetmitverantwortung
- Abbau staatlicher „Gatekeeping"-Vorschriften
- Teilnahme an DMP (Disease Management Programmen)[14]
- Nutzung klinischer Guidelines
- Teilnahme an strukturierten Qualitätszirkeln
- Qualitätsdokumentation (bis Zertifizierung)
- gemeinsamer Leistungseinkauf (inkl. PPO) [15]
- Flexible Organisationsform (Generierung eines Selbststeuerungsmechanismus)
- wissenschaftliche Datenanalyse
- Unterscheidung der Prämien

Nicht bekannt ist, welche Elemente eines bestimmten HAM prioritär für allfällige Kosteneffekte verantwortlich ist. Daher können Kostenvorteile auf Grund einer Risikoentmischung durch effizientere Behandlungssteuerung kaum differenziert werden. So kann es zu einem „Spillover-Effect"[16] kommen, indem nach einer Etablierung eines HAM auch die Nicht-HAM-Versicherten kostengünstiger versorgt werden.

---

[14] *DMP = ein systematisches Behandlungsprogramm für chronisch kranke Menschen dass auf wissenschaftlich gesicherten medizinischen Arbeiten beruht*

[15] *PPO = Preferred Provider Organisation = Organisation bevorzugter Leistungserbringer. Wahl zwischen Ärzte und Spitäler die sich aus der Ärzteliste des Krankenversicherers als preisgünstig erweisen*

[16] *Spillover-Effect = Übertragungseffekt, wenn ein Ereignis/Zustand Auswirkungen auf andere Ereignisse/Zustände hat*

3.1.2 Synthese und Fazit

Die Vielzahl der schweizerischen HAM-Studien[17] haben einen hohen Stellenwert, fehlen doch solche Untersuchungen in den übrigen europäischen Ländern. Ärztliche Netzwerke haben eine gewisse Verbreitung gefunden und werden in den gesundheitspolitischen Diskussionen gelegentlich als potenzielle Lösung bezeichnet. Tendenziell weisen die untersuchten Arbeiten eine Kostenersparnis von 7 bis 19 Prozent nach.[18] Man kann vorsichtig daraus den Schluss ziehen, dass das HAM ein gewisses Einsparpotenzial aufweist, die Evidenz dazu aber nicht genügend erwiesen ist. Die Generalisierbarkeit der Resultate wird von Versicherern oft bezweifelt, folgende Aspekte werden vorgebracht:

- Die HAM Studien weisen eine sehr heterogene Struktur hinsichtlich des Steuerinstrumentariums auf
- Der administrative Aufwand wird für die HAM Modelle nicht berücksichtigt
- Langzeitbeobachtungen fehlen noch, Krankenversicherer SWICA u. CSS-Studien zeigen über die Studiendauer eine deutlich sinkende Ersparnis auf, was auf einen „initialen Pioniereffekt" deuten lässt

Es besteht ein weiterer Abklärungsbedarf trotz allen positiven Tendenzen auf der Basis klarer Definitionen der notwendigen Charakteristika respektive Steuerungsinstrumente eines HAM. Eine Verbindung dieses Modells mit einer substantiellen ärztlichen Risikobeteiligung sowie mit PPO-Listen für die Gatekeeper ist nicht erforscht.

3.2 HMO (Health Maintenance Organization)

3.2.1 Definition

Als HMO wird eine MC-Organisation bezeichnet, welche die Bereitstellung und Finanzierung einer umfassenden medizinischen Versorgung übernimmt. Folgende Grundtypen haben sich durchgesetzt:[19]

- Staff Model: Ärzte in einem Angestelltenverhältnis mit fixem Salär, eventuell Erfolgsbeteiligung über ein Bonus-Malus-System

---

[17] Institut für Hausarztmedizin, UZH. (2012). HAM-Studien, http://www.hausarztmedizin.uzh.ch/Publikationen.html (29.11.2012).

[18] Schwenkglenks M. (2002). Hausarztmodellstudie Aarau, Abschlussbericht zu den Teilfragestellungen "Versichertenchrakteristika" und "Kostenersparnis." Originalarbeit nicht publiziert, Studienbeschrieb in Managed Care, 4/2003, 8-10.

[19] Eisenring C. (2004). Forum Managed Care, Managed Care-Modelle in der Schweiz, 7, S. 35-38.

- Group Model: Ärzte treten als Partner, Eigentümer einer oder mehrerer Gruppenpraxen auf, die mit der HMO Behandlungsverträge abschliessen. Vergütung meist über „Capitation" oder ausgehandelte Einzelleistungsverträge
- Independent Practice Association (IPA): Ärzte in eigener Praxis oder in einem Ärzteverbund schliessen Behandlungsverträge mit der HMO ab.

Üblicherweise wird unter HMO die Praxis selbst und nicht die übergeordnete MC-Organisation verstanden. Heute gibt es 73 Ärztenetze mit insgesamt etwas über 1,3 Millionen „Capitation"[20]-Versicherte. Somit entscheidet sich gesamtschweizerisch jeder sechste Versicherte (16%) für ein integriertes Versorgungsmodell.[21]

3.2.2 Synthese und Fazit

Meist sind die ausgewählten Studien veraltet und stammen aus den Analen des schweizerischen MC. Bei einigen dieser Arbeiten ist die Datenlage oder der methodologische Ansatz ungenügend. Eine generalisierbare Aussage, die sich auf aktuelles, sehr umfassendes Datenmaterial stützt und die Risikoentmischung mit einem originellen Ansatz neutralisiert, stammt aus den Studien des Sozialökonomischen Instituts der Universität Zürich (s. a. Kap. 6.1.).

Auch wenn diese Studien zum HMO-Modell weder von der Aktualität, vom Studiensetting noch von der Art der Risikokorrektur her vergleichbar sind, so fällt auf, wie konsistent die untersuchten Arbeiten auf einen Kostenvorteil der HMOs von 20 – 30 Prozent hinauslaufen. Daraus lässt sich auf ein substantielles Einsparpotenzial des HMO-Modells schliessen, das deutlich sicherer und höher als dasjenige des HAM ist.

Ob solche Kostenvorteile auf die Generierung von überflüssigen Leistungen im konventionellen Versicherungsmodell oder durch die Vorenthaltung von sinnvollen Leistungen im MC-Modell zurückgehen, geht aus den Studien nicht hervor. Es fehlt der Bezug zur „Outcome-Qualität"[22]. Kosten-Nutzen-Vorteile sind nur vergleichbar, wenn sie mit der gleichen medizinischen Qualität erzielt werden. Dabei müssten die Studien einem konsequenten qualitativen Rating unterzogen werden, was bei der Berücksichtigung der „Outcome"-Indikatoren mit einem massiven Aufwand verbunden

---

[20] Berchtold P., Peler Ch. (2012). Ärztenetze in der Schweiz Schweiz 2012: Eindrückliches Wachstum. http://www.fmc.ch/fileadmin/Dateiliste/AErztenetze_Schweiz/AErztenetze_2012.CM_3-12.pdf (3.12.2012).

[21] Bundesamt für Statistik, Einwohner Schweiz, Ende 2011: 7'954'700, http:/www.bfs.admin.ch/bfs/portal/de/index/themen/01/01/key.html (4.12.2012).

[22] *Outcome-Qualität = Die Qualität der medizinischen Dienste ist ein bestimmter Parameter für deren Budgetierung*

ist. Die dafür notwendigen Bemessungssysteme sind heute noch nicht praktikabel. Der Zusammenhang zwischen Wirtschaftlichkeit und Qualität bedarf jedoch in Zukunft sicher einer konsequenteren Erforschung um die qualitativen Dimensionen vergleichend darzustellen.

4. Schweizerische Lösung der Managed Care Modelle

Eine besondere Position nimmt das schweizerische Gesundheitswesen ein, indem es die Modelle des MC im Krankenversicherungsgesetz von 1996 verankert hat. Bereits ab 1990 – und damals noch auf der Basis einer Sonderregelung – sind HMO-Praxen nach dem Staff-Modell als Pilotprojekte und später erstmals in Europa als etablierte Praxisform eingeführt worden. Initial hatte sich eine Anzahl von massgeblichen Versicherern zur Interessengemeinschaft alternativer Formen der Krankenversicherung (IGAK) zusammen geschlossen, die das neue Modell konzipierte, an schweizerische Verhältnisse anpasste und die ersten HMO-Praxen aufbaute und deren Betrieb sicherstellte.[23] So waren in der Pionierphase die HMOs in Besitz der Versicherer, beschäftigten angestellte Ärzte und Ärztinnen und wurden nach dem Prinzip der „Capitation"[24] finanziert. Heute werden HMO-Zentren und Ärztenetze betrieben, die ganz oder teilweise im ärztlichen Besitz oder des Krankenversichers sind. Gemäss einer publizierten Studie aus dem Jahre 2003 generieren die HMOs je nach Provenienz „risikobereinigte Einsparungen"[25] von 20 bis 40 Prozent.[26] Bei den HAM ist das Einsparpotenzial umstritten und wird wesentlich heterogener ausgewiesen, doch weisen die Studien tendenziell auf eine Kostenersparnis von 7 bis 20 Prozent hin (s. a. Kapitel 6.1.).

Die Stellung des medizinischen Qualitätsmanagements hat im schweizerischen MC eine besondere Stellung. Die Geschichte ist mit der Entwicklung der Qualitätssicherung in der ambulanten Medizin eng verknüpft. Dabei musste eine Medizin, die beansprucht, die Mittel nach den Geboten der Effizienz und eines hohen Patientennutzens einzusetzen, beweisen, dass sie neben den beiden Merkmalen Wirtschaftlichkeit und Patientenorientierung auch eine gute klinische Qualität gewährleistet.

---

[23] Huber F., Hess K., Baumann Ph., Berger D. (1996). Sechs Jahre HMO Zürich –Wiedikon. Ein Erfahrungsbericht – 1. Teil., Ars Medici, 18, S. 1079-82.

[24] *In diesem Zusammenhang, Capitation = Kopfpauschale, voraus bestimmte Jahrespauschale für die med. Versorgung pro Versicherten, anhand verschiedener Kriterien wie Alter, Geschlecht, Morbidität, Vorjahreshospitalisation, Teurung usw. errechnet wird und an eine MC-Organisation ausbezahlt wird, unabhängig der Leistungsbeanspruchung des Versicherers.*

[25] *risikobereinigte Einsparung=Kostenausgleich unter den Versicherten, ob gesund oder krank, bereits einberechnet, unabhängig vom Alter oder Geschlecht des Versicherten*

[26] Lehmann H.-J. (2003). Managed Care. Kosten senken mit alternativen Krankenversicherungsformen, Dissertation Universität Zürich.

Die Qualitätssicherung und die Dokumentation des erreichten Qualitätslevels wurden in der Schweiz ähnlich wie in den USA durch die Systeme des MC ausgelöst und vorangetrieben.[27]

4.1 Die Perspektiven des schweizerischen Managed Care

Am 17. Juni 2012 hatte das Schweizer Volk über eine Gesetzesvorlage zur Annahme von MC abgestimmt, die den Anteil der Versicherten in integrierten Versorgungsmodellen auf 60 Prozent steigern sollte.[28] Diese Vorlage wurde bei einer Beteiligung von 38,0 Prozent mit 76 Prozent Nein-Stimmen (1'480'889 Nein zu 466'996 Ja) abgelehnt. Da bisher selten eine Vorlage, die aus dem Parlament (Nationalrat und Ständerat) kam, mit so vielen Nein-Stimmen abgelehnt wurde, überrascht das Resultat.[29] Was sind die Gründe? Das Schweizer Volk möchte zukünftig weiterhin freie Arztwahl geniessen. Aber auch seitens der politischen Debateure kam entsprechend Widerstand gegen neue Konzepte die eine Einschränkung der ärztlichen Autonomie und des Einkommens fürchten. Es setzt sich jedoch langsam die Ansicht durch, dass eine Verbreitung des MC weniger durch gesetzliche Vorschriften als vielmehr durch neue Anreizstrukturen für alle Partner erreicht werden kann.

So wird MC bei den nächsten Gesundheitsreformen im Herbst 2013 auf politischer Ebene nochmals in die Vernehmlassung kommen. Ziele der Proakteure sind weitere politische Zusagen in die Richtung der integrierten Versorgung um eine radikale Rationierung der Gesundheitsausgaben abzufedern. Jedenfalls haben die Krankenversicherer schon aus der Sicht der Unternehmung eine Kostenersparnis als oberstes Gebot um auch in Zukunft kompetitiv und mit entsprechendem Leistungsangebot der integrierten Versorgung um die Versicherten zu buhlen. Wie bereits erwähnt, ist jeder sechste Versicherte in einem Ärztenetzwerk, nimmt man Regionen in denen mehr als ein Ärztenetz zu Verfügung steht, ist es sogar jeder fünfte.[30] Auch treten Ärzte in neun von zehn Netzen freiwillig in ein Netzwerk ein. Zusammen mit den Hausarztmodellen (HAM) ohne Verträge zwischen Netze und Krankenkassen schränken heute bewusst und freiwillig sechs von zehn Versicherten die freie Arztwahl ein, um von den Vorzügen der integrierten Versorgung zu

---

[27] Eisenring C., Hess K. (2004). Wirtschaftlichkeit und Qualität in der Arztpraxis, Schweizerisches Gesundheitsobservatorium 2004; Arbeitsdokument 8.
[28] Wolf S. (2012). Gesetzesvorlage MC Schweiz, http://www.gesundheit-adhoc.de/schweiz-beschliet-managed-care-gesetz-zukuenftig-sollen-60-p.html (4.12.2012).
[29] Schoch C. (2012). NZZ Presseportal http://www.nzz.ch/aktuell/schweiz/wuchtiges-nein-zur-managed-care-vorlage-1.17248794 (4.12.2012).
[30] Forum Managed Care. (2012). ÄrztenetzeSchweiz; http://www.fmc.ch/infothek-medien/aerztenetzeschweiz/ (4.12.2012).

profitieren. Vier von fünf Ärztenetzwerke haben spezialisierte Ärzte als Netzmitglieder oder sind in vertraglichen Kooperationen mit anderen Leistungserbringer-Organisationen integriert.[31]

5. Finanzierung Managed Care Modelle

Ein Argument gegen MC-Modelle ist immer wieder die finanzielle Beteiligung. So soll es zur Leistungsverweigerung gegenüber den Patienten führen oder dass der Arzt seine erbrachten Leistungen nicht mehr vergütet bekommt, wenn das Budget erschöpft ist. Solche Einwände sind aber eher als Mythen zu verstehen denn als stichhaltige Argumente. In der Schweiz wird im Gegensatz zu Amerika das Modellbudget nicht für den einzelnen Arzt, sondern für das gesamte Modell errechnet! Das Modellbudget ergibt sich aus den eingeschriebenen Modellversicherten, wobei die „Capitation" immer alters- und geschlechtsadjustiert sind und zum Teil auch die Morbidität berücksichtigen. Dabei wird dieses Budget weder dem Modell noch dem Arzt ausbezahlt, sondern dient rein als Berechnungsgrösse für die jährliche Gewinn- und Verlustermittlung (Soll-Ist-Vergleich).

Die eingebundenen Ärzte in einem MC-Modell rechnen mit einer finanziellen Beteiligung wie gewohnt mit der Krankenversicherung bzw. mit dem Patienten ab. Nun werden diese Leistungen der Modell-Ärzte sowie die weiteren Leistungen der Modell- Patienten bei Nicht-Modell-Ärzten in einem internen buchhalterischen Verfahren dem errechneten Budget gegenübergestellt. Resultiert Ende Jahr aus diesem Soll- Ist-Vergleich ein Gewinn, bekommt das Modell diesen ausbezahlt und verteilt ihn nach internen Kriterien an die Modell-Ärzte. Bei einem Verlust werden die höheren Kosten nicht von den Ärzten zurückgefordert, sondern das MC-Modell haftet je nach Rechtsform mit maximal seinem Eigenkapital. Die Mehrzahl der Modelle wird mit einer finanziellen Beteiligung als AG geführt, dabei sind die einzelnen Modell-Ärzte Aktionäre. Diese übergeordnete Finanzverantwortung auf Modellebene stellt sicher, dass die Patienten alle Leistungen erhalten, die medizinisch sinnvoll sind, und den Ärzten alle erbrachten Leistungen vollumfänglich vergütet werden.[32]

---

[31] Berchtold,P., Peier, Ch. (2012). Best Practice der intergrierten Versorgung, Forum Care Management,5:Nr.3., www.care-management.emh.ch (2.12.2012).
[32] Götschi AS., Weber A. (2004). Ein Budget für Ärzte, Schweizer Ärztezeitung, 85, 47, 2498-2502.

6. Empirische Befunde der Forschungsfrage

6.1 Einsparungen durch Managed Care

Es ist unbestritten, dass heute MC-Modelle zu Kosteneinsparungen geführt haben und auch weiterhin führen. Hierbei wird dem HMO Modell ein stärkerer Effekt bescheinigt. Demnach belegen Studienergebnisse einzelner Autoren Kosteneinsparungen je nach Modell 10 bis maximal 40 Prozent. Eine Übersicht der Kosteneinsparungen durch MC-Modelle in der Schweiz[33]:

Autoren	Kosteneinsparungen HMO	Kosteneinsparungen HAM
Schwenkglenks, M. 2002	---	7-19%
Baur, R., Braun, U. 2000	28-60%*	20%**
Baur, R. et al. 1997	30-35%	--
Lehmann, H. 2003	35-40%	10%
Zweifel, P., Steinmann, L. 2003	26%	11%

*nicht repräsentativ **Hausarztnetze (n=29)- Angaben einer Trägerorganisation
Tabelle 1

Derzeit wird bei den erzielten Einsparungen diskutiert, wie gross der Effekt der Risikoselektion auf diese ist. Gesichert ist, dass die MC-Modelle tendenziell bessere Risiken anziehen und dies auch einen Einfluss auf die Kostenstruktur der Modelle hat. Aussagekräftige Studien, die den Einfluss der Risikoselektion exakt beziffern, existieren laut der Autoren auch international nicht, u. a. auch deshalb, weil die Kosten der Versicherten starken Schwankungen unterliegen. Zukünftig ausschlaggebend wird sein, wie die MC-Modelle mit chronisch Kranken Patienten umgehen. Deren Betreuung ist besonders kostenintensiv. Die Aussage, dass die integrierte Versorgung nur wegen dem Einschluss ihrer gesunden Patienten günstiger ist, lässt sich nicht beweisen.[34]

Abgestützte wissenschaftliche Beweise, dass MC wirklich die Qualität verbessert und die Kosten senkt gibt es insgesamt noch wenige. Mit den richtigen Rahmenbedingungen und in der richtigen Form umgesetzt deuten erste Untersuchungen darauf hin, dass MC effektiv ein grosses Sparpotenzial birgt.

---

[33] Santésuisse. (2004). Studienresultate bezüglich Netzwerken, URL: http://www.santesuisse.ch/datasheets/files/200408121419490.pdf (29.11.2012).
[34] Beck K., Kunze U., Trottmann M., Buholzer M. (2012). Einsparungen in Managed Care Modellen: eine Präzisierung unserer Forschungsresultate, Schweiz. Ärztezeitung, 93:23.

Bei vielen Studien der HMO-Modellen wird ein risikobereinigtes Einsparpotenzial von 20 bis 30 Prozent angerechnet.[35] Entscheidend für die Einsparungen ist demnach das „Gatekeeping".

Die Gesamtleistungskosten werden wegen Effizienzsteigerung und weniger wegen Leistungsbeanspruchung reduziert, insbesondere bei Kopfpauschalen im Sinne der Budgetmitverantwortung.[36]

6.1.2 Bisherige Wertung der Einsparungen

Die Hausarztmodell-Studie Aarau[37] wird als eine der wissenschaftlichen Referenzstudien über HAM bezeichnet. Die Autoren beschreiben eine Kosteneinsparung von 7 – 19 Prozent gegenüber einem weitgehend identischen Vergleichskollektiv. Dieses Modell weist als einziges Steuerungsmodell das „Gatekeeping" auf, deshalb werden die Einsparungen diesem Prinzip zugeschrieben. Die Resultate sollten laut Autoren mit grosser Vorsicht interpretiert werden weil ein kausaler Zusammenhang nicht bewiesen werden kann. Die gemischten Studien HMO und HAM (Lehmann, H. 2003, Zweifel, P., Braun, U. 2003 sowie Baur R. 2000, s. a. Tabelle 1, Kap.6.1) basieren auf dem umfangreichen Datenmaterial des Krankenversicherers SWICA, das durch das Sozialökonomische Institut der Universität Zürich ausgewertet wurde. Hier liegt auch ein „Gatekeeping"-Modell vor, jedoch **ohne** Budgetmitverantwortung. Der Fokus dieser Studien liegt auf der Risikoentmischung. Die ermittelte risikokorrigierte Einsparung liegt bei gut 10 Prozent. Dies scheint auf den ersten Blick in diesen Modellen ernüchternd wenig zu sein. Dieser Standpunkt muss aber relativiert werden. Diese Einsparungen sind nicht zu unterschätzen weil sie jährlich wiederkehrend sind. Volkswirtschaftlich gesehen fallen sie höher aus als hier ausgewiesen, dies weil die Hälfte der Einsparungen im stationären Sektor in den Krankenversicherungsdaten nicht nachweisbar sind und diese Kosten zu 50 Prozent vom Kanton subventioniert werden. Interessant zu wissen ist sicher ob sich dieser Trend fortsetzt oder ob die Ärztenetzwerke mehr Breitenwirkung erzielen können. Mögliche Gründe der Einsparungen durch die Ärztenetzwerke könnte auch einzig auf den systematischen Ausschluss von chronisch Kranken zurückgeführt werden.

---

[35] Berchtold, P., Hess, K. (2006). Evidenz für Managed Care, Arbeitsdokument des Obsan,
[36] Baur, R. (2004). Effizienzsteigerung d. Budgetmitverantwortung, BSB Büro f. Sozialwissenschaftliche Beratung, Basel, www.bbl.admin.ch/bundespublikationen (19.12.2012).
[37] Schwenkglenks M. (2002). Hausarztmodellstudie Aarau, Abschlussbericht zu den Teilfragestellungen "Versichertenchrakteristika" und "Kostenersparnis." Originalarbeit nicht publiziert, Studienbeschrieb in Managed Care, 4/2003, 8-10.

6.2 Kostenvergleichsstudie OKP und Ärztenetzwerke

Nachfolgend wird die aktuelle Kostenvergleichsstudie[38] dargestellt und kritisch hinterfragt. Die Studie wurde von dem CSS-Institut durchgeführt, gesponsert vom gleichnamigen Krankenversicherer. Verglichen wurden retrospektiv die anfallenden Behandlungskosten in der OKP bei einer ärztlichen Versorgung im Budgetnetzwerk mit einer traditionellen Versicherungsform mit freier Arztwahl. Dabei wurden sechs verschiedene Netzwerke analysiert und die Ergebnisse anschliessend über mehrere Jahre (2006–2009) gepoolt, womit es sich formal um eine Metaanalyse handelt. In jedem Analysejahr wiesen alle Netzwerke über 500 Patienten aus. Innerhalb des Bemesssungszeitraumes befanden sich konkret im 1. Netzwerk 6'000-12'000 Patienten, 2. Netzwerk 10'000-22'000 Patienten, 3. Netzwerk 6'000-12'000 Patienten, 4. Netzwerk 700-1'000 Patienten, 5. Netzwerk 1'000-3'000 Patienten, 6. Netzwerk 4'000-6'000 Patienten. Da aus der Sichtweise des Krankenversicherers nur der Aufwand in Form von Kosten analysiert wurde und auf der Ergebnisseite keine Nutzwerte, d.h. Behandlungsergebnisse erhoben wurden, handelt es sich um eine reine Kostenvergleichsstudie. Im gesundheitsökonomischen Sinne sind die entsprechenden Aussagen zur Kosteneffizienz nicht zulässig. Die Versichertenkollektive sind bei allen sechs Ärztenetzwerken jünger und gesünder, weil ältere und kränkere Versicherte sich eher für eine normale hausärztliche Versorgung mit freier Arztwahl entscheiden.

Um einen Kostenvergleich unter diesen Bedingungen überhaupt nachzuweisen, wurden mathematische Verfahren appliziert, welche diese Morbiditätsunterschiede künstlich ausgleichen. Primär wurden aus dem Pool der Normalversicherten Kollektive gebildet, um einen Bezug auf eine Reihe von kostenrelevanten Risikomerkmalen mit der Versichertenpopulation im Netzwerk herzustellen. Da mehr Risikomerkmale unter der Fall-Kontrollanalyse (Zwillingsanalyse)[39] und der CART-Methode[40] als bei der BAG-Methode[41] zu berücksichtigen waren, fielen die Einsparungen geringer aus. Leider sind aus der Originalarbeit die gepoolten Werte für die Risikomerkmale nicht ablesbar, trotzdem lässt sich aus den tabellarischen Daten der Einzelstudien bei der Zwillingsanalyse rasch erkennen, dass die Normalversicherten im Vergleich zum Netzwerkkollektiv etwa 4–6

---

[38] Trottmann D., Beck K., Kunze U. (2012). Steigern Schweizer Ärztenetzwerke die Effizienz im Gesundheitswesen?, Schweiz Ärztezeitung,93(4):125–7.

[39] Fall-Kontrollanalyse (Zwillingsanalyse)= Vergleich Ärztenetzwerk Patient vers. OKP Patient mit gleichen beobachtbaren Risikomerkmalen

[40] CART Methode = Classification and Regression Trees, ein Algorithmus, der zur Entscheidungsfindung dient. Beim CART-Algorithmus wird die Attributsauswahl durch die Maximierung des Informationsgehalts gesteuert.

[41] BAG-Methode = Fix vorgegebene Gruppeneinteilung, Basis Durchschnittsleistung pro Versichertenmonat des HMO-Kollektivs und des Vergleichskollektives

Jahre älter sind. Weiter beträgt ihr Anteil in einer kostenrelevanten PCG[42] um einen Faktor 1,5–2,5 Mal höher, eine Multimorbidität 2–4 Mal häufiger vorliegt, und der Anteil der Versicherten, die im Vorjahr hospitalisiert waren, auch 2–2,5 Mal so häufig vorkommt. Daraus ist zu schliessen, dass der Spareffekt durch die Risikoselektion um ein Vielfaches höher ist als die berechnete risikobereinigte Einsparung. Die Autoren kommen zum Schluss, dass ihre Forschungsarbeit deutlich zeigt, dass die Schweizer Ärztenetzwerke auch auf mittlere Frist **erhebliche Einsparungen erzielen und so zur Effizienzsteigerung im Schweizer Gesundheitswesen beitragen.**

Mittlere Einsparungen wurden mit den konservativen Berechnungsmethoden, Zwillings- und CART-Analyse von 11,9 bis 13,0 Prozent ermittelt, wobei erhebliche Unterschiede zwischen den Netzwerken vorliegen. Die drei Methoden werden nun im nachfolgenden Kapitel näher beschrieben.

6.2.1 Methodik

Beim Vergleich der Gesundheitsausgaben ist innerhalb und ausserhalb von Ärztenetzwerken in erster Linie zu beachten, dass die Versichertenbestände grosse Unterschiede aufweisen können. Eine homogene Verteilung kommt häufig vor, die Ärztenetzwerke beinhalten dann eher jüngere und gesündere Versicherte. Bei den chronisch erkrankten Personen besteht bereits ein Vertrauensverhältnis zu ihrem Arzt oder ihrer Ärztin. Der Wechsel in ein Ärztenetzwerk bedeutet für dieses Patientenkollektiv daher eine grössere Umstellung als für gesunde Versicherte. Würde diesem Umstand nicht Rechnung getragen, würden die Einsparungen von Ärztenetzwerken überschätzt. Es ist aber umgekehrt auch möglich, dass ein bestimmtes Ärztenetzwerk ein Patientenkollektiv mit einem besonders hohen Leistungsbedarf betreut. Die Sparleistungen dieses Ärztenetzwerkes würden in diesem Fall unterschätzt. Um die Unterschiede im Patientenkollektiv von den «echten» Leistungseinsparungen zu trennen, braucht es geeignete statistische Methoden. Hier kommen drei unterschiedliche Schätzmethoden zur Anwendung. Die erste wird vom Bundesamt für Gesundheit (BAG) vorgeschrieben, um die Rabatte zu rechtfertigen, die Krankenversicherer für Ärztenetzwerke geben möchten. Sie basiert auf gewichteten Gruppendurchschnitten.

---

[42] PCG = Pharmazeutischen Kostengruppe, Einbezug von Medikamentenkostengruppen um den Risikoausgleich zu morbiditätsbedingte Unterschiede in den Kostengruppen auszugleichen, hohes vers. geringeres Krankheitsrisiko im Versichertenbestand,www.admin.ch/suchen=Volltext Pharmazeutische Kostengruppe (9.12.2012).

Die zweite Methode wird am stichhaltigsten als «Zwillingsmethode» bezeichnet, auf die nachfolgend noch näher eingegangen wird. So wird für jeden Versicherten im Ärztenetzwerk ein «Zwilling» aus der ordentlichen Obligatorischen Krankenpflegeversicherung (OKP) ausgewählt, welcher die gleichen beobachtbaren Risikomerkmale, aber eine freie Arztwahl, besitzt. Das Versichertenkollektiv wird im Ärztenetzwerk nachsimuliert. Die Auswahl hat etwas Zufälliges, da verschiedene Versicherte existieren, die als «Zwillinge» in Frage kommen. Damit der Einfluss des Zufalles reduziert werden kann, werden mehrere Zwillingskollektive gezogen und der Durchschnitt aller Kollektive verwendet. Die dritte Methode wird als «CART-Methode» bezeichnet. Sie basiert ebenfalls wie die BAG-Methode auf den Gruppendurchschnitten. Die Gruppeneinteilung wird hier jedoch nicht fix vorgegeben, sondern durch ein Software-gestütztes Verfahren optimal vorgenommen. Dabei wird sichergestellt, dass in jeder Gruppe ausreichend Personen für eine stabile Berechnung vorhanden sind. Die Versicherten werden bei allen Methoden anhand von beobachtbaren Risikomerkmalen gruppiert. Die Vergleichbarkeit bei den Versicherten wird durch die Risikomerkmale sicher gestellt. Bei der BAG-Methode werden sechs verschiedene Risikomerkmale verwendet, bei der Zwilling- oder CART-Methode sind es wesentlich mehr (s. Tabelle 2). Das prägnanteste Merkmal befindet sich bei der pharmazeutischen Kostengruppe, das chronische Erkrankungen anhand des Medikamentenbezugs identifiziert.

Risikomerkmale der BAG-Methode	Risikomerkmale der Methoden Zwilling und CART
Risikozone	Risikozone/Gemeinde
Altersgruppe	Altersgruppen
Geschlecht	Geschlecht
Gewählte Franchise	Gewählte Franchise
Spital- oder Pflegeheim-Aufenthalt im Vorjahr	Spitalaufenthalt im Vorjahr
	Pflegeheimaufenthalt im Vorjahr
	Pharmazeutische Kostengruppe (PCG)
	Multimorbid ja/nein
Im Analysejahr verstorben	Im Analysejahr verstorben

Tabelle 2

Beispiel zur Berechnung der Einsparungen in Prozent				
ØKosten OKP	ØKosten Netzwerk	Risiko-bereinigte Einsparung	Einsparung in % der Kosten OKP	Einsparung in % der Kosten im Netzwerk
3200 CHF	1300 CHF	300 CHF	300/3200=9%	300/1300=23%

Tabelle 3

6.2.2 Resultate

Die Aussage zu den Einsparungen wird wie üblich in Prozent angegeben. Eine zentrale Bedeutung bei Prozentangaben ist die Wahl der Vergleichsgrösse. Verdeutlicht wird dies in Tabelle 3. In der OKP betragen die Durchschnittskosten 3200 Franken, diejenigen im Netzwerk nur 1300 Franken. Dabei wurde errechnet, dass 300 Franken «echte», risikobereinigte Einsparungen sind, während der verbleibende Unterschied durch die Unterschiede des Patientenstamms zustande gekommen sind. Dabei beträgt die Einsparung 300 Franken in Prozent des OKP-Durchschnitts etwa 9 %, in Prozent des Netzwerk-Durchschnitts 23 %. Die Einsparungen lassen sich immer in Prozenten des OKP-Durchschnitts ablesen. Untersucht wurden sechs unterschiedliche Netzwerke über vier Jahre (2006–2009). Primär lässt sich erkennen dass zwischen den untersuchten Netzwerken und Jahren erhebliche Unterschiede bestehen. Zweitens hat auch die Wahl der Rechenmethode erheblichen Einfluss auf die Resultate. Eine Übersicht der Ergebnisse in der Tabelle 4 zeigt das gewichtete Mittel der Einsparung in den sechs Netzwerken an.

Gewichtetes Mittel der Einsparungen in sechs Netzwerken von 2006-2009 für die drei verwendeten Berechnungs-Methoden			
Methode	**BAG**	**Zwilling**	**CART**
Gewichtetes Mittel	20.6	13	11.9
Median	23.2	10.7	9.1
Standard Abweichung	6.7	6.7	8.6

Tabelle 4

Die Methode des BAG hatte nur eine beschränkte Anzahl an Risikomerkmalen verwendet, so wurden Einsparungen von durchschnittlich etwa 21 Prozent errechnet. Bei der Zwillings-oder CART-Methode betrugen diese rund 12 bis 13 Prozent. Daher war es nicht verwunderlich, dass die BAG-Methode mit nur sechs Risikomerkmalen eine höhere Einsparung errechnete als Methoden mit sehr vielen Risikomerkmalen. Letztere vermögen Risikovorteile der Netzwerkkollektive besser zu erfassen.

Als Beispiel werden in Abbildung 2 die detaillierten Resultate für zwei ausgesuchte Ärztenetzwerke gezeigt. Durch die hohe Anzahl an Versicherten in den Netzwerken wird die Stabilität der statistischen Berechnung erhöht. Netzwerk 1 zeigt durch die BAG-Methode höhere Einsparungen als diese durch die Zwillings- und CART-Methoden berechnet wurden. Die Einsparung nach diesen Methoden beträgt zwischen 5 und 16 %., Zahlen in Prozent des OKP Kollektives. Beim grösseren Netzwerk 2 wurden durch die unterschiedlichen Rechenmethoden vergleichbare Resultate erzielt.

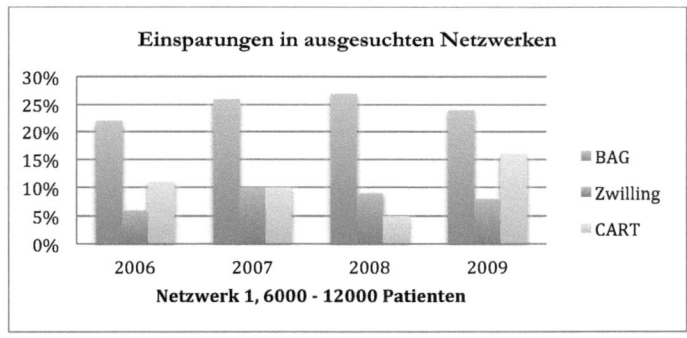

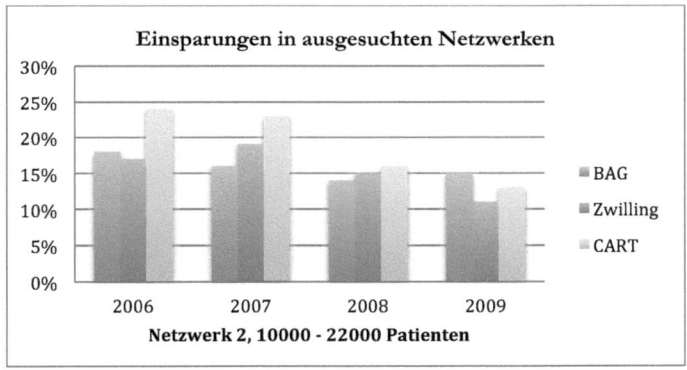

Abbildung 2

Inwieweit sind die Resultate signifikant? Bei der Berechnung der Signifikanz wurden nicht die Standardabweichung der Mittelwerte eruiert sondern die Standardabweichung dividiert durch die Wurzel der Anzahl Beobachtungen(=24, sechs Netzwerke, vier Jahre), was eine mittlere Einsparung von 11.9 Prozent, zwischen 8.2 und 15.6 Prozent ergibt. Für die sechs untersuchten Ärztenetzwerke ergaben sich stets signifikante Einsparungen. Die Netzwerk-Versicherten waren im Durchschnitt gesünder als die Versicherten in der ordentlichen OKP gemessen am Anteil chronisch kranker Versicherter (in pharmazeutischen

Kostengruppen). Ob sich der Trend fortsetzt und die Ärztenetzwerke mit zunehmender Bekanntschaft auch mehr Breitenwirkung erzielen können, bleibt offen. Zu den Durchschnittskosten der Eintretenden, Austretenden und des Bestands zeigt Abbildung 3 ein Beispiel aus 10 Ärztenetzwerken des Krankenversicherers CSS. Eine höhere Breitenwirkung lässt sich aufgrund der Dynamik in den Ärztenetzwerken über die vier Jahre erkennen. Der grösste Versichertenwechsel war im Jahr 2006 wo vor allem günstige Versicherte eintraten und teure Versicherte die Netzwerke verliessen, was sich aber bis im Jahr 2009 wieder angleicht. Unter der Berücksichtigung der geographiebedingten Kostenunterschiede konnte ein möglicher Selektionseffekt mittelfristig nicht nachgewiesen werden.

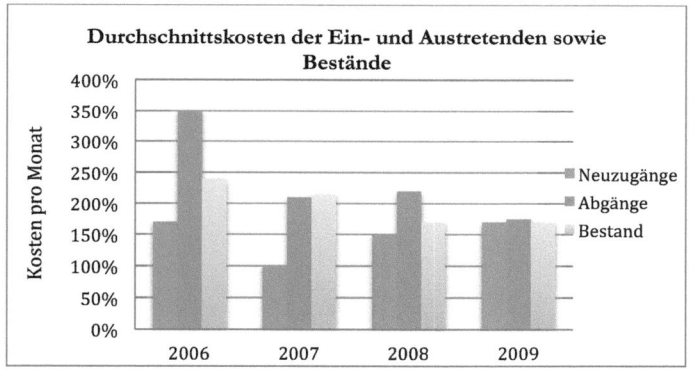

Abbildung 3

6.2.3 Fazit

Diese Forschungsarbeit weist deutlich aus, dass auch auf mittlere Frist erhebliche Einsparungen bei den Schweizer Ärztenetzwerken zu erzielen sind und so zur Effizienzsteigerung im Schweizer Gesundheitswesen beitragen. Deutlich wird aber auch, dass zwischen den einzelnen Ärztenetzwerken erhebliche Unterschiede bestehen. In Frage stellen kann man pauschale Aussagen über die Höhe der Einsparungen, die Ärztenetzwerke dies „wie automatisch" erzielen. So sollten sich zukünftige Forschungsartikel mit der Frage befassen, was erfolgreiche Ärztenetzwerke auszeichnet bzw. wie die gemessenen Einsparungen erzielt werden, um daraus auch Handlungsempfehlungen abzuleiten. Nachteile dieser Studie bestehen darin, dass es unklar bleibt ob die Einsparungen der Netzwerke einzig auf den systematischen Ausschluss von chronisch Kranken zurückgeführt werden kann und dass zur Behandlungsqualität keine Resultate vorliegen. Zudem konnten nicht alle Unterschiede bei den verwendeten Schätzmethoden zur

Filterung der Risikoselektion, OKP-Patienten versus Netzwerk-Patienten ausgewertet werden. Die nicht-beobachtbaren Variablen sind meist nicht-überprüfbare Annahmen. Die Autoren werten positiv, dass diejenigen Versicherten, die im Jahr 2009 aus Ärztenetzwerken austraten, im Durchschnitt nicht mehr Gesundheitsleistungen beanspruchten als diejenigen Versicherten, die in den Netzwerken verblieben. Aus den vorhandenen Untersuchungen wird klar, dass zukünftig das DMP[43] ein erhebliches Potenzial hat, um das Resultat und die Kosteneffizienz der Behandlung zu verbessern.[44]

7. Die zwei Hauptargumente für Managed Care

7.1 Mit Managed Care Gesundheitskosten sparen

Die Kosten in den integrierten Modellen sind in fast allen Studien tiefer als in der fragmentierten Versorgung. Die Kosteneinsparungen der Netzwerke unterscheiden sich gegenüber dem Standardmodell aber stark, je nachdem welches Modell und Berechnungsweise gewählt wird. Die Selektionsverzerrung ist für einen richtigen Kostenvergleich Zentral. Grund dafür sind die Versicherten die sich inner- und ausserhalb der MC-Modelle häufig unterscheiden. Überdurchschnittlich viele gesunde Personen wählen integrierte Modelle. Weil die Personen in einem MC-Modell ebenfalls älter werden und deshalb mehr Leistungen in Anspruch nehmen, gleichen sich die Populationen bezüglich Morbidität im Lauf der Zeit an. Langzeitvergleiche oder kinetische Modelle[45] liefern die zuverlässigsten Vergleichsschätzungen. Bei einer konservativen Schätzung fand die Studie von Beck et al.[46] ein Einsparpotenzial von fünf bis 25 Prozent, je nach Modell und Korrektur der Selektionsverzerrung. Integrierte Modelle arbeiten deutlich kostengünstiger und das ohne Einbussen bei der Qualität. Je nach Ausgestaltung des Netzwerks variiert das Ausmass der Kosteneinsparung stark. Ein Netzwerk kann grundsätzlich jeden Spezialisten einschliessen. Die Liste der verfügbaren Spezialisten kann aber das Netz auch einschränken.

---

[43] DMP = Disease Management, Behandlung und Betreuung chronisch Kranker
[44] Berchtold, P., Hess, K. (2006). Evidenz für Managed Care, Arbeitsdokument des Obsan,
[45] kinetisches Modell = Simulationsmodelle
[46] Beck, K.,Käser U.,Trottman M.,von Rotz S. (2010). "Efficiency gains thanks to Managed Care? - evidence from Switzerland", in: Rosen Bruce, Avi Israeli, Stephen Shortell (Editors), "Improving Health and Health Care: Who is responsible? Who is accountable?", The 4th International Jerusalem Converence on Health Policy, p. 539-557.

7.2. Verbesserung der Qualität durch Managed Care

Obwohl die Qualität der Versorgung ein dehnbarer Begriff ist gibt es zahlreiche Belege dafür, dass die Qualität in den MC-Modellen besser ist als in der verzettelten Versorgung. Primär geht die Organisation der Netzwerke hervor.

Durch standardisierte Behandlungsabläufe ist die Qualität messbar und macht dann auch entsprechend von sich zu reden. Der Patient soll sich umfassend aufgehoben fühlen. Die Steuerung soll qualitätsbasiert und aus einer Hand sein. Im Gegensatz bei der fragmentierten Versorgung, hier wird der Patient hingegen nur punktuell gesteuert. Je nach Situation und je nach Leistungserbringer erfolgt dies nicht nach Qualitätsgesichtspunkten, sondern nach Eigenwilligkeit der jeweiligen Praxis. Der Nachweis einer bessseren Versorgungsqualität in MC-Modellen lässt sich auch wissenschaftlich belegen.[47] Die Verwendung von Guidlines haben längst Einzug in die Qualitätsstrategie als messbarer Qualitätsindikator genommen. So werden routinemässig bei Diabetikern die Augen untersucht. Dabei spielt bei den grösseren MC-Modellen der elektronische Datenaustausch und dessen Pflege eine wichtige Rolle. Die Metaanalyse[48] fand bei den Patienten in MC-Modellen einen besseren Gesundheitszustand, tiefere Hospitalisationsraten und eine bessere Lebensqualität. Dazu legt eine Literaturstudie[49] Fokus auf Europa, da hier die empirischen Nachweise aufgrund des Fehlens geeigneter Studien geringer sind.

---

[47] Mehrotra, A.,Epstein, A.M.,Rosenthal, M.B. (2006). Do Integrated Medical Groups Provide Higher-Quality Medical Care than Individual Practice Associations?, Ann. Intern. Med., 145:826–833.
[48] Ouwens, M.,Wollersheim, H.,Hermes, R.,Hulscher, M., Grol, R. (2005). Integrated care prgorammes for chronically ill patients: a review of systematic reviews, Int. J. Qual. Health Care, 17 (2):141-146.
[49] Berchtold, P., Hess, K. (2006). Evidenz für Managed Care, Arbeitsdokument des Obsan.

8. Schlussfolgerungen

In der Schweiz haben sich die MC-Modelle vielfältig entwickelt. Durch verschiedene Veränderungen wird aber ihr Fortbestehen im Gesundheitswesen gefährdet. In den nächsten Jahren müssen alle bestehenden Modelle erste Schritte in Richtung der aufgezeigten Entwicklungen unternehmen. Gleichzeitig wird immer deutlicher, dass ein Modell die Veränderungen im Gesundheitswesen alleine kaum mehr meistern kann und sich einzelne Entwicklungen nicht vorantreiben lassen. Fusionen und Netzübergreifende Kooperationen werden deshalb immer bedeutender. Durch die Ablehnung der MC-Vorlage am 17.6.12 werden die Ärztenetzwerke ihren ökonomischen Ansatz zukünftig selbst den Krankenversicherer vorlegen müssen. Die Vergangenheit hat gezeigt, dass sich vertraglich auferlegte Richtlinien wenig später durch unternehmerisch wirtschaftlich Faktoren selbst regulieren und die Ärztenetzwerke gewinnorientiert arbeiten müssen um ihren Fortbestand zukünftig zu sichern. Es zeichnet sich ab, dass der politische Weg zur Eindämmung der steigenden Gesundheitskosten in Richtung Aufhebung des Vertragszwangs gehen wird, d.h. die Krankenversicherer können entscheiden, mit welchen Ärzten sie zusammen arbeiten möchten. Wichtiges Element der MC-Vorlage war der verfeinerte Risikoausgleich. Damit soll sich für die Krankenversicherer die Jagd nach guten Risiken weniger lohnen. Anfänglich waren die Krankenversicherer teilweise gegen den verfeinerten Risikoausgleich. Inzwischen ist ihnen klar, dass sie Hand bieten müssen zu Kompromissen, um eine mögliche Einheitskasse zu verhindern. Bei der nächsten Herbstsession 2013 ist auch die Politik wieder gefragt.

Sie muss Voraussetzungen schaffen, unter denen sich die MC-Modelle weiterentwickeln können. Letztmals war dies im September 2007 mit der Ergänzung des Risikoausgleichs durch die Spitaltage im Vorjahr unternommen worden. Der Risikoausgleich erhält einen stärkeren Morbiditätsbezug wodurch sich die Investitionen der Krankenversicherer in zukünftige MC-Modelle lohnen werden.

Abschliessend wird es für die MC-Modelle von zentraler Bedeutung sein, ob es ihnen gelingt, die Behandlungssteuerung nicht als Sparmassnahme, sondern als attraktive Dienstleistung für ihre Patienten zu entwickeln. Alle hier beschriebenen Massnahmen werden MC nicht weiter voranbringen, wenn bei der Umsetzung der eigentliche „Kunde" vergessen wird. Speziell dieser wird in den nächsten Jahren ein ausgeprägtes Kundenverhalten zeigen, an welchem sich die einzelnen Modelle bezüglich ihrer Qualität messen müssen.

C. Quellen- und Literaturverzeichnis

Baur, R. (2004). Effizienzsteigerung d. Budgetmitverantwortung, BSB Büro f. Sozialwissenschaftliche Beratung, Basel, www.bbl.admin.ch/bundespublikationen (19.12.2012).

Beck, K.,Käser U.,Trottman M.,von Rotz S. (2010). "Efficiency gains thanks to Managed Care? - evidence from Switzerland", in: Rosen Bruce, Avi Israeli, Stephen Shortell (Editors), "Improving Health and Health Care: Who is responsible? Who is accountable?", The 4th International Jerusalem Converence on Health Policy, p. 539-557.

Beck K., Kunze U., Trottmann M., Buholzer M. (2012). Einsparungen in Managed Care Modellen: eine Präzisierung unserer Forschungsresultate, Schweiz. Ärztezeitung, 93:23.

Berchtold, P., Hess, K. (2006). Evidenz für Managed Care, Arbeitsdokument des Obsan.

Berchtold P., Michel-Alder E., (2003). Die Umarmung des Hippokrates, Systemintegration im Gesundheitswesen. EMH, Schweizerischer Ärzteverlag AG, 28830.

Berchtold,P., Peier, Ch. (2012). Best Practice der intergrierten Versorgung, Forum Care Management,5:Nr.3., www.care-management.emh.ch (2.12.2012).

Berchtold P., Peler Ch. (2012). Ärztenetze in der Schweiz Schweiz 2012: Eindrückliches Wachstum.http://www.fmc.ch/fileadmin/Dateiliste/AErztenetze_Schweiz/AErztenetze_2012.CM_3-12.pdf (3.12.2012).

Berchtold P, Peier K, Peier C. (2010). Ärztenetze in der Schweiz – auf dem Sprung zu Integrierter Versorgung. Schweiz. Ärztezeitung, 91, S.1222–5.

Bundesamt für Statistik, Einwohner Schweiz, Ende 2011: 7'954'700, http:/www.bfs.admin.ch/bfs/portal/de/index/themen/01/01/key.html (4.12.2012).

Bundesgesetz über die Krankenversicherung.(2012).http://www.admin.ch/ch/d/sr/832_10/(17.12.2012).

Friedmann E.S. (1996). Capitation, Integration, and Managed Care: Lessons from Early Experiments. JAMA; 275, S. 957-62.

Götschi AS., Weber A. (2004). Ein Budget für Ärzte, Schweizer Ärztezeitung, 85, 47, 2498-2502.

Huber F., Hess K., Baumann Ph., Berger D. (1996). Sechs Jahre HMO Zürich –Wiedikon. Ein Erfahrungsbericht – 1. Teil., Ars Medici, 18, S. 1079-82.

Eisenring C. (2004). Forum Managed Care, Managed Care-Modelle in der Schweiz, 7, S. 35-38.

Eisenring C., Hess K. (2004). Wirtschaftlichkeit und Qualität in der Arztpraxis, Schweizerisches Gesundheitsobservatorium 2004; Arbeitsdokument 8.

Forum Managed Care. (2012). ÄrztenetzeSchweiz; http://www.fmc.ch/infothek-medien/aerztenetzeschweiz/ (4.12.2012).

Institut für Hausarztmedizin, UZH. (2012). HAM-Studien, http://www.hausarztmedizin.uzh.ch/Publikationen.html (29.11.2012).

Lehmann H.-J. (2003). Managed Care. Kosten senken mit alternativen Krankenversicherungsformen, Dissertation Universität Zürich.

Mehrotra, A.,Epstein, A.M.,Rosenthal, M.B. (2006). Do Integrated Medical Groups Provide Higher-Quality Medical Care than Individual Practice Associations?, Ann. Intern. Med., 145:826–833.

Ouwens, M.,Wollersheim, H.,Hermes, R.,Hulscher, M., Grol, R. (2005). Integrated care prgorammes for chronically ill patients: a review of systematic reviews, Int. J. Qual. Health Care, 17 (2):141-146.

Santésuisse. (2004). Studienresultate bezüglich Netzwerken, URL: http://www.santesuisse.ch/datasheets/files/200408121419490.pdf (29.11.2012).

Schoch C. (2012). NZZ Presseportal http://www.nzz.ch/aktuell/schweiz/wuchtiges-nein-zur-managed-care-vorlage-1.17248794 (4.12.2012).

Schwenkglenks M. (2002). Hausarztmodellstudie Aarau, Abschlussbericht zu den Teilfragestellungen "Versichertenchrakteristika" und "Kostenersparnis." Originalarbeit nicht publiziert, Studienbeschrieb in Managed Care, 4/2003, 8-10.

Steininger-Niederleitner M., Sohn S., Schöffski O. (2003). Managed Care in der Schweiz, Schriften zur Gesundheitsökonomie, Band 1, HERZ, Burgdorf.

Trottmann D., Beck K., Kunze U. (2012). Steigern Schweizer Ärztenetzwerke die Effizienz im Gesundheitswesen? Schweiz Ärztezeitung, 93(4), S.125–7.

Wolf S. (2012). Gesetzesvorlage MC Schweiz, http://www.gesundheit-adhoc.de/schweiz-beschliet-managed-care-gesetz-zukuenftig-sollen-60-p.html (4.12.2012).